BEI GRIN MACHT SICH IHR WISSEN BEZAHLT

- Wir veröffentlichen Ihre Hausarbeit, Bachelor- und Masterarbeit

- Ihr eigenes eBook und Buch - weltweit in allen wichtigen Shops

- Verdienen Sie an jedem Verkauf

Jetzt bei www.GRIN.com hochladen und kostenlos publizieren

GRIN ☺

Entgeltsysteme im Gesundheitswesen. Das G-DRG-System und die Sektoren der Gesundheitsversorgung in Deutschland

Steffen Gloekler

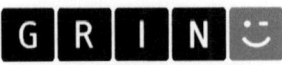

Bibliografische Information der Deutschen Nationalbibliothek:

Die Deutsche Nationalbibliothek verzeichnet diese Publikation in der Deutschen Nationalbibliografie; detaillierte bibliografische Daten sind im Internet über http://dnb.d-nb.de abrufbar.

ISBN: 9783346188588
Dieses Buch ist auch als E-Book erhältlich.

© GRIN Publishing GmbH
Nymphenburger Straße 86
80636 München

Druck und Bindung: Books on Demand GmbH, Norderstedt Germany
Gedruckt auf säurefreiem Papier aus verantwortungsvollen Quellen

Das Buch bei GRIN: https://www.grin.com/document/899952

Einsendeaufgabe

Sonderprüfung

Entgeltsysteme im Gesundheitswesen

Diese Arbeit wurde am 7.6.2020 mit der Note 1,0 benotet

Inhaltsverzeichnis

Verzeichnis der Abkürzungen und Akronyme

aG-DRG	ausgegliederte German Diagnosis Related Group
AOK	Allgemeine Ortskrankenkassen
Aufl.	Auflage
BCG	Boston Consulting Group
BMV-Ä	Bundesmantelvertrag Ärzte
BW	Baden-Württemberg
bzw.	beziehungsweise
CMI	Case Mix Index
d.h.	das heißt
DIMDI	Deutsches Institut für medizinische Dokumentation und Information
DIN	Deutsche Industrie Norm
DGIV	Deutsche Gesellschaft für integrierte Versorgung im Gesundheitswesen
Dr.	Doktor
EKG	Elektrokardiogramm
engl.	englisch
f.	folgende
ff.	fortfolgende
G-BA	Gemeinsamer Bundesausschuss
GKV	Gesetzliche Krankenversicherung
Hrsg.	Herausgeber
ICD	Int. Statistical Classification of Diseases a. Related Health Problems
ICPM	Int. Classification of Procedures in Medicine
ILS	Integrierte Leitstelle
INZ	integriertes Notfallzentrum
KBV	kassenärztliche Bundesvereinigung
KHG	Krankenhausfinanzierungsgesetz
KV	kassenärztliche Vereinigung
MDC	Major Diagnostic Categories
MDK	medizinischer Dienst der Krankenversicherung
MVZ	Medizinisches Versorgungszentrum
o.J.	ohne Jahresangabe
OPS	Operationen und Prozedurenschlüssel
o.S.	ohne Seitenangabe
S.	Seite
SGB	Sozialgesetzbuch
sog.	sogenannte/s/n
SWOT	Strengths, Weaknesses, Opportunities and Threats
u.a.	unter anderem
vgl.	Vergleiche
WHO	World Health Organization
z.B.	zum Beispiel
z.T.	zum Teil

Abbildungsverzeichnis

1 Das deutsche System der Diagnosis Related Groups

1.1 Einführung

Bis zum Jahr 2004 wurden die laufenden Betriebskosten der Krankenhäuser hauptsächlich durch Abteilungspflegesätze gedeckt. Hieraus resultierte eine deutliche Abhängigkeit zwischen Verweildauer des Patienten im Krankenhaus und dem Entgelt für dessen Hospitalisation. Da Kosten und Verweildauer jedoch meist nicht eng miteinander korrelieren, wurde um die stetig steigenden Kosten des Gesundheitswesens einzudämmen und um eine leistungsgerechte Vergütung mit gewissem Wettbewerb und der Möglichkeit eines Vergleichs zwischen Kliniken zu ermöglichen im Jahre 2004 das deutsche Fallpauschalensystem (engl. German Diagnosis Related Groups, G-DRG) eingeführt. Das G-DRG-System zeichnet sich durch eine Durchgängigkeit, Leistungsorientiertheit und Pauschalität aus (§ 17b Krankenhausfinanzierungsgesetz, KHG).[1] Sowohl für Patienten der gesetzlichen als auch der privaten Krankenversicherungen sind mit diesem System alle Grundleistungen des Krankenhauses in *Fallpauschalen* abrechenbar. Das G-DRG-System ist somit ein pauschaliertes, medizinisch-ökonomisches Klassifikations- und Abrechnungssystem, bei welchem es nicht um die tatsächlichen Kosten, sondern um die durchschnittlichen Kosten pro Fallgruppe geht. Seit dem 1.1.2020 werden die Kosten für das Pflegepersonal aus den DRG-Fallpauschalen herausgerechnet (a, ausgegliedert) und parallel zu den Fallpauschalen über ein individuelles Pflegebudget nach dem Selbstkostendeckungsprinzip finanziert. Aus G-DRG wurde so zum 1.1.2020 die aG-DRG.[2] Der Landesbasisfallwert (engl. base rate) hat sich aufgrund der Ausgliederung der Pflegekosten im Vergleich zu vorher um diesen Betrag reduziert. Das 2001 gegründete Institut für das Entgeltsystem im Krankenhaus (InEK) ist laufend damit beschäftigt, das System zu pflegen und aktualisiert Leistungen und Entgelte.[3] Nach der sog. Konvergenzphase in den Jahren 2004-2008 bestehen seit dem Jahr 2009 landeseinheitliche Basisfallwerte und seit 2010 ein sog. Bundesbasisfallwert-Korridor. Die von der World Health Organisation (WHO) in regelmässigen Abständen aktualisierte International Statistical Classification of Diseases and Related Health Problems (ICD) ist ein weltweit einheitliches Klassifikationssystem, welchem sich das G-DRG System bedient. Die aktuelle, für Deutschland gültige Version ist die ICD-10-GM in der Version 2020.[4]

---

[1] Vgl. *Bundesministerium für Justiz und Verbraucherschutz* (o.J.), o.S.
[2] Vgl. *GKV-Spitzenverband* (o.J.) o.S.
[3] Vgl. *Institut für das Entgeltsystem im Krankenhaus* (2020) o.S
[4] Vgl. *Deutsches Institut für medizinische Dokumentation und Information* (o.J.) o.S.

Für die unten erklärte sog. Partitionierung ist die International Classification of Procedures in Medicine (ICPM) massgebend. Hierauf beruht das System des Operationen und Prozedurenschlüssels (OPS), mit welchem die entsprechenden Prozeduren, Operationen oder Interventionen klassifiziert werden.

1.2 Der Gruppierungs-Algorithmus des G-DRG-Systems

Unter der Gruppierung (engl. Grouping) wird die Zuordnung eines medizinischen Falles zu einer bestimmten DRG bezeichnet. Dies geschieht mit dem so genannten «Grouper», einer hierfür dedizierten Software. Jede DRG hat vier Stellen. Grundsätzlich orientiert sich das DRG System an Organsystemen aus Major Diagnostic Categories (MDC). Bis eine endgültigen DRG erstellt ist, sind fünf Schritte notwendig, welche nachfolgend aufgezeigt werden:

1.2.1 Initiale Plausibilitäts- und Konsistenz-Prüfung

Im Falle der Unvereinbarkeit einer Diagnose mit gewissen Vitalparametern des Patienten wie Alter oder Gewicht muss der Patient einer so genannten Fehlergruppe (MDC-1) zugewiesen werden. Diese ist nicht organspezifisch.

1.2.2 Prüfung auf Sondertatbestände

Wie die Fehler-DRGs sind auch die sog. Sondertatbestände nicht einer organspezifischen Gruppe zuzuordnen. Hierzu zählen zum Beispiel Transplantationen und Langzeitbeatmungen, bei welchen die organische Ursache weniger entscheidend für die entstehenden Kosten ist, als die Therapie. Diese relativ seltenen Tatbestände werden als «prä-MDC» bezeichnet.

1.2.3 Einteilung in eine Hauptgruppe der MDC (1. Stelle der DRG, Buchstabe)

Gemäss der MDC, welche sich über 26 teils unterteilte Hauptkategorien von MDC 01 bis MDC 24 erstreckt, wird nun der erste Buchstabe der DRG ermittelt. Jede MDC Kategorie repräsentiert ein Organsystem bzw. einen Formenkreis von Erkrankungen. Als relevantes Beispiel sei die Kategorie MDC 05, Erkrankungen des Kreislaufsystems, der häufigsten Todesursache in industrialisierten Zivilisationen genannt. Jeder MDC ist ein Buchstabe zugewiesen. Im Falle der MDC 05 ist dies der Buchstabe «F».

1.2.4 Partitionierung (2. und 3. Stelle der DRG, Ziffern)

Nach erfolgter Zuordnung zu einem Organsystem und Kodierung mit dem entsprechenden Buchstaben erfolgt nun die so genannte Partitionierung, d.h. die Kodierung der erfolgten Behandlung, welche ein Patient erhalten hat. Hierbei wird zwischen chirurgisch/operativer (O, Ziffern 01-39), anderer, d.h. z.B. invasiver/sonstiger (A, Ziffern 40-59) oder konservativer/medizinischer Behandlung (M, Ziffern 60-99) unterschieden. Am Ende dieses Prozesses erhält man die so genannte Basis-DRG, einer bis zu diesem Schritt rein medizinischen Gruppierung ohne ökonomische Fallschwere.

1.2.5 Die Ermittlung der Fallschwere (4. Stelle der DRG, Buchstabe)

In diesem für die Abrechnung entscheidendem Schritt wird die ökonomische Fallschwere ermittelt, d.h. der Aufwand an Ressourcen abgebildet. Hierzu sind alle Nebendiagnosen, das Alter, sowie die Dokumentation von eventuellen Komplikationen während der Prozeduren, welche am Patienten durchgeführt wurden notwendig. Je nach Unterschied im Ressourcenverbrauch wird dann zwischen ungeteilten und geteilten DRGs unterschieden. Bei unwesentlichem Ressourcenverbrauch wird als vierte Stelle der Buchstabe Z (nicht zuordnungsfähig) angefügt. Bei den geteilten DRGs, wo jeweils wesentliche Erlösrelevante Unterschiede im Ressourcenverbrauch bestehen, wird je nach Schweregrad der Buchstabe A (höchster Ressourcenverbrauch) bis F (niedrigster Verbrauch) angegeben.

1.2.6 Ermittlung einer DRG anhand eines realen Beispiels

An einem Montagabend um 20:30 Uhr wird eine 78-jährige Patientin (56 kg, 156 cm) wegen Atemnot in Ruhe und Herzrasen auf die Zentrale Notaufnahme eines grossen Kreisklinikums bei Selbsteinweisung aufgenommen. Es wird im EKG ein tachykard übergeleitetes persistierendes Vorhofflimmern diagnostiziert. Die Patientin wird antikoaguliert, mittels einer Betablocke frequenzlimitiert und bei nicht reduziertem Allgemeinzustand auf eine Normalstation aufgenommen. Am Dienstag, dem nächsten Tag erfolgt eine transösophageale Echokardiographie zum Ausschluss eines intrakardialen Thrombus und danach eine elektrische Kardioversion, welche unkompliziert durchgeführt werdren kann und erfolgreich verläuft. Wegen der Angabe von gelegentlichem Druckgefühl auf der Brust bei Belastung erfolgt am Mittwoch noch eine transthorakale Echokardiographie, welche die Diagnose einer hypertensiven Herzerkrankung ergibt, sowie eine Koronarangiographie, welche lediglich eine Koronarsklerose, jedoch keine relevanten Stenosen ergibt. Die ICD-Codes dieser Diagnosen werden in den Grouper eingegeben; siehe Abbildung 1:

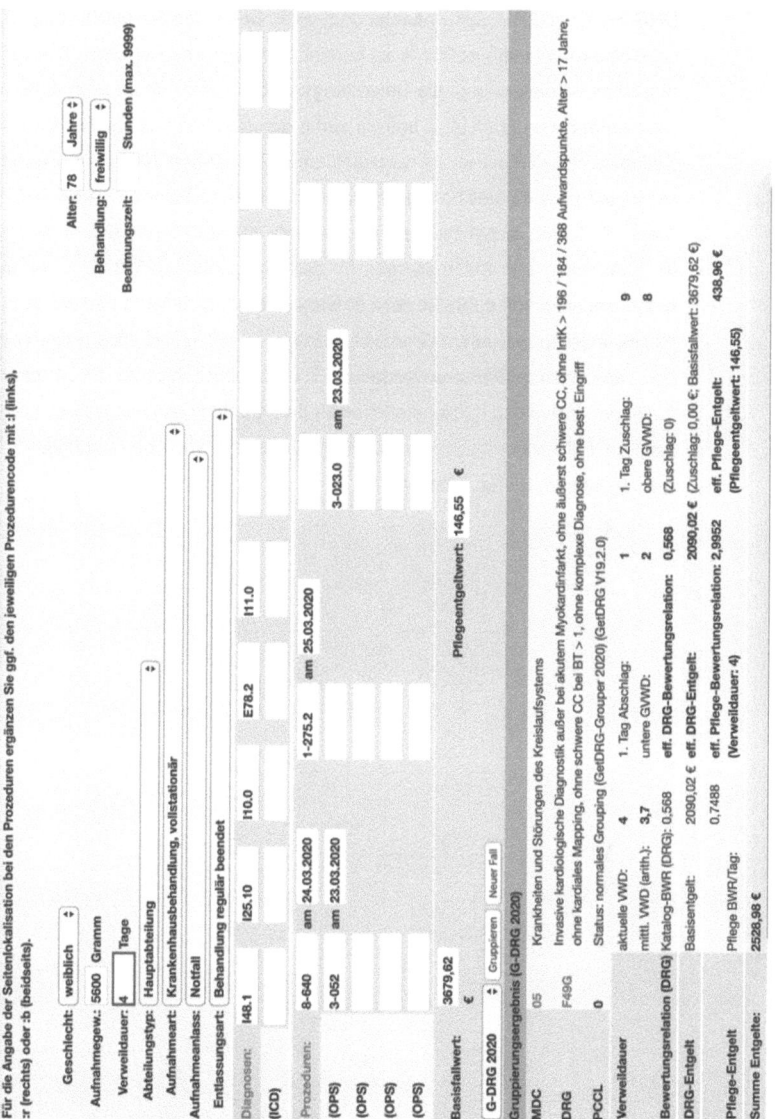

Abbildung 1: Patientencharkteristika

Quelle: DRG-Research Group

Am Freitagvormittag derselben Woche kann die Patientin beschwerdefrei wieder nach Hause entlassen werden. Die Verweildauer betrug vier Tage und der Verlauf war unkompliziert. Unter Eingabe der Diagnosen und der durchgeführten Prozeduren wird von der Software die MDC 05, (Krankheiten und Störungen des Kreislaufsystems) und die

4

DRG F49G erstellt.[5] Der patientenbezogene Gesamtschweregrad (engl. Patient Clinical Complexity Level) ist 0, d.h. es handelt sich um keine Komplexe Behandlung. Übereinstimmend hiermit liegt die Bewertungsrelation mit 0.568 deutlich unter1. Bei einem Basisfallwert von 3679.62 € beträgt somit das DRG-Entgelt für die Hospitalisation der Patientin inklusive der an ihr durchgeführten Prozeduren 2090.02 €. Das seit 2020 berechnete Pflege-Entgelt beträgt bei einer Bewertungsrelation pro Tag von 0.7488 effektiv 438.96 €. Somit beträgt das Gesamtentgelt für den stationären Aufenthalt und die erfolgten Diagnosen und Behandlungen für das Krankenhaus 2528.98 €. Mit einer Bewertungsrelationen von 0.568 ist der Fall wie erwähnt relativ leicht und wurde innerhalb der Regelverweildauer (untere Grenzverweildauer zwei Tage, obere Grenzverweildauer sieben Tage, mittlere Grenzverweildauer 3.7 Tage) abgeschlossen. Es ist somit davon auszugehen, dass diese Fallkonstellation für das Krankenhaus mindestens kostendeckend, bzw. im Falle einer optimaler Kostenkontrolle ggf. auch gewinnbringend abgewickelt werden konnte. Siehe Abbildung 2:

---

[5] Vgl. *DRG research group*, (o.J.), o.S.

Diagnosen (ICD-10-GM 2020)

Kode	Bezeichnung		Verwendet CCL	
I48.1	Vorhofflimmern, persistierend	N	0	gültig
I25.10	Atherosklerotische Herzkrankheit: Ohne hämodynamisch wirksame Stenosen	N	0	gültig
	[Diagnose in dem Katalog nicht vorhanden!]	N		
E78.2	Gemischte Hyperlipidämie	N	0	gültig
	[Diagnose in dem Katalog nicht vorhanden!]	N		

Prozeduren (OPS Version 2020)

Kode	Bezeichnung	Verwendet OR/NOR Amtlich
8-640	[Prozedur in dem Katalog nicht vorhanden!]	Optional
1-275.2	Transarterielle Linksherz-Katheteruntersuchung: Koronarangiographie, Druckmessung und Ventrikulographie im linken Ventrikel	1-275.2

DRG-Grafik

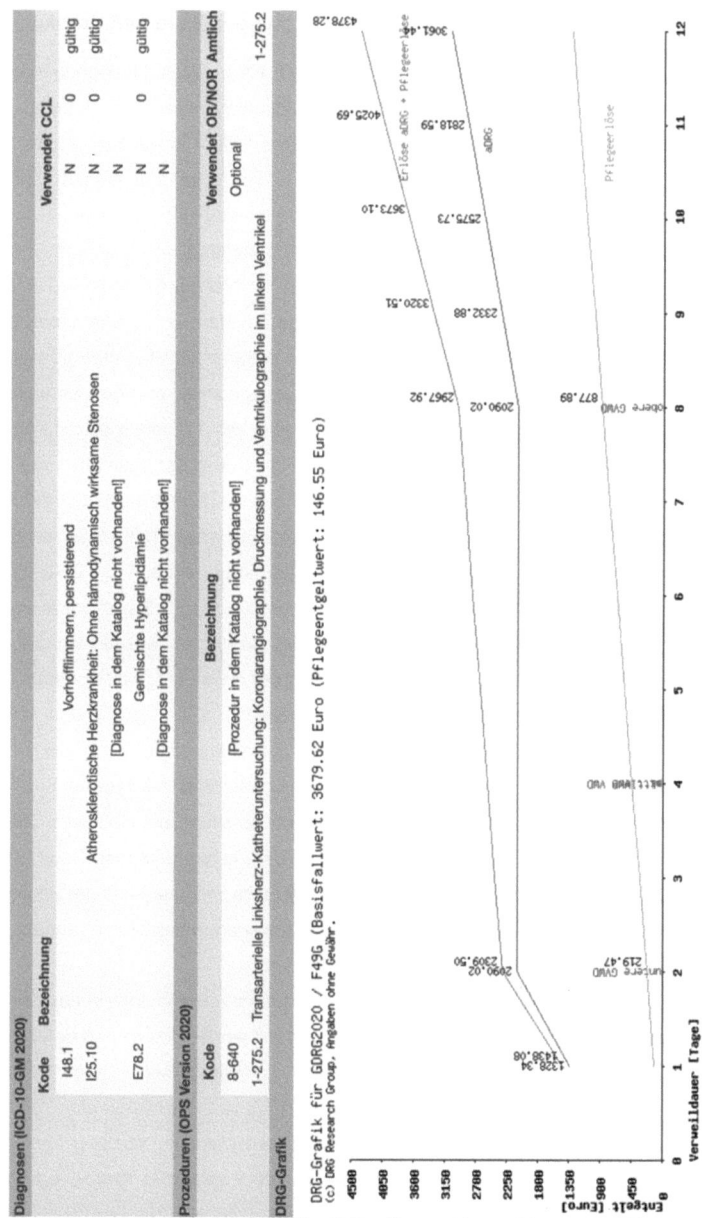

DRG-Grafik für G0RG2020 / F49G (Basisfallwert: 3679.62 Euro (Pflegeentgeltwert: 146.55 Euro)
(c) DRG Research Group. Angaben ohne Gewähr.

Abbildung 2: Ausgabe der DRG mit Grafik aus Verweildauer und Entgelt

Quelle: DRG-Research Group

1.3 Die Vorteile des aG-DRG-Systems aus der Sicht des Krankenhauses

Wie bereits erwähnt wurde das DRG-System als medizinisch-ökonomisches Abrechnungs- und Entgeltsystem zum 1.1.2004 verbindlich eingeführt, um primär die zunehmend unkontrollierbaren Kosten im stationären Sektor einzudämmen, da Tagessätze keinerlei Anreiz zur Kosteneinsparung boten. Bereits seit den 1960er Jahren war bekannt, dass die Verweildauer eines Patienten im Krankenhaus nicht linear mit den für das Krankenhaus entstehenden Kosten zusammenhängt.

Das DRG-System soll neben der Kostenkontrolle Wettbewerb fördern, Transparenz erhöhen und so die Behandlungsqualität steigern helfen. Im zunehmenden Wettbewerb unter den Krankenhäusern, insbesondere in Ballungsgebieten und grösseren Städten bietet das DRG-System eine Kalkulationsgrundlage sowie eine gute Grundlage für eine operative und strategische Analyse und Planung von Teilbereichen mit Hilfe einer zeitgemässen Controlling-Abteilung. So zählt beispielsweise der Case Mix Index (CMI), welcher die durchschnittliche Fallschwere pro Abteilung, Krankheitsbild oder Krankenhaus ausdrückt zu den wichtigen Controllinginstrumenten eines Krankenhauses. Es kann beispielsweise mittels einer BCG-Portfolioanalyse intern anhand der DRG-Erlöse verglichen werden, welche Leistungsbereiche im Portfolio des Klinikums welche Rolle spielen, wo ausgebaut werden soll, wo investiert oder wo ggf. deinvestiert werden soll, sofern dies mit dem Versorgungsauftrag im Kontext der anderweitig vorhandenen Versorgung durch evtl. konkurrenzierende Kliniken vereinbar ist.

Mit Hilfe mit einer SWOT-Analyse, welche auch die Umwelt des Klinikums mit einbezieht, könnte dann anhand der Daten aus den DRGs zusammen mit anderen Krankenhäusern z.B. der Schluss gezogen werden, dass eine Abteilung mit niedrigem Marktanteil im Haus geschlossen wird und dieser Bereich dem konkurrierenden Haus, welches hier besser aufgestellt ist, überlassen wird. Andererseits kann aufgrund der Erkenntnisse aus den DRG-Zahlen eine starke Abteilung durch weitere Investitionen räumlicher, apparativer und personeller Art weiter gestärkt werden.

Das DRG-system bietet so dem Klinikmanagement eine vorher nicht da gewesene Steuerungsmöglichkeit, in dem es in Abstimmung mit seiner Umwelt und unter Berücksichtigung des öffentlich vorgegebenen Versorgungsauftrags seine Qualität steigern kann. Durch interne Vergleiche z.B. des CMI innerhalb von Klinikverbünden können so Patientenströme sinnvoller gesteuert werden mit entsprechend positiver Implikationen sowohl auf Kostenstruktur und damit die Zukunftsfähigkeit des Krankenhauses als auch auf die Qualität der Versorgung.

1.4 Die Nachteile des ag-DRG-Systems aus der Sicht des Krankenhauses

Nach Beschluss des Wechsels auf ein Fallpauschalensystem seitens des Gesetzgebers durch das Gesundheitsreformgesetz aus dem Jahr 2000 wurden zahlreiche Bedenken geäussert, welche in der Praxis nach Einführung teilweise berechtigt, jedoch auch teilweise unberechtigt waren. Zweifellos ist beim ungleich komplexeren Fallpauschalensystem im Vergleich zu den Tagessätzen der administrative Aufwand wegen der erforderlichen möglichst präzisen Dokumentation deutlich gestiegen. Im Falle einer Patientennahen Erfassung der Leistungen und Kodierung, was plausiblerweise grundsätzlich sinnvoll ist, steht den Ärzten weniger Zeit für die eigentliche klinische Arbeit mit dem Patienten zur Verfügung. Der Stellenwert der Ausbildung (mit den damit verbundenen zeitlichen Ressourcen, und somit nicht zu vernachlässigenden Kosten) von ärztlichen und pflegerischen Fachpersonen ist nicht genügend in das System mit einbezogen. Eine gute klinische und ausbildnerische Tätigkeit, welche selbstverständlich Hand in Hand gehen sollte, werden vom aktuellen ag-DRG-System wenig berücksichtigt mit der Implikation der latenten Unterfinanzierung der tatsächlichen Personalkosten durch das Entgeltsystem. Dem System wurde auch vielfach vorgeworfen, dass es durch den Optimierungsdruck aus Patienten-orientierten medizintechnische Fachpersonen macht.[6] Vermehrter durch das System erzeugter Wettbewerb kann gegenteilig jedoch auch Angebote, welche im System lukrativ abgebildet sind über den Bedarf der Grundversorgung erhöhen (zum Beispiel invasive Eingriffe am Herzen) und so die Kosten nicht senken, sondern sogar steigern. Von vielen Gegnern des Systems wird weiterhin das Argument angeführt, dass die Qualität unter dem zunehmenden wirtschaftlichen Druck ebenfalls leiden kann. Im Extremfall kann die 30-Tage Regel der Fallzusammenlegung zum Beispiel bei Patienten mit Herzinsuffizienz die Sterblichkeit dieser Patienten erhöhen, weil diese nicht mehr aufgenommen werden, um eine für das Krankenhaus finanziell ungünstige Fallzusammenlegung zu vermeiden. Bei polymorbiden Patienten und komplexen Krankheitsbildern, welche durch das System teilweise nicht genau abgebildet sind oder aufgrund der Komplexität zu niedrig kodiert werden, hat sich zudem gezeigt, dass sich das System deshalb auch nachteilig auf die medizinische Behandlungsqualität auswirken kann.

---

[6] Vgl. *Verein demokratischer Ärztinnen und Ärzte* (2017). (o.J.), o.S.

2 Die Sektoren der Gesundheitsversorung in Deutschland

2.1 Einführung

Klassischerweise und historisch begründet ist das Gesundheitssystem in Deutschland korporatitsich, d.h. durch öffentlich-rechtliche- oder private Versorger im stationären Bereich und fast ausschliesslich durch private Versorger im ambulanten Bereich organisiert. Diese klassische und zunehmend unzeitgemässe Trennung zwischen ambulantem und stationärem Sektor besteht weiterhin. Für eine möglichst hochstehende Gesundheitsversorgung der Bevölkerung sollen die Ressourcen bedarfsgerecht, wirtschaftlich und in hoher Qualität bereitgestellt werden. Gemäss § 39 des Sozialgesetzbuchs V besteht deshalb das Versorgungsprinzip «ambulant vor stationär».[7]

2.2 Problematische Aspekte der strikten Trennung von ambulantem und stationärem Sektor

Durch den fehlenden Informationsabgleich aufgrund des bisher hauptsächlich aufgrund von Bedenken des Datenschutzes nicht eingeführten elektronischen Patientendossiers, Informationsverlust, Doppel-Untersuchungen sowie unkoordinierte Behandlungsabläufe und mangelnde Qualitätskontrolle entstehen *erhebliche Mehrkosten* für das Gesundheitssystem. Für die Patienten ergeben sich so oft *unnötige Mehrbelastungen*. Durch fehlende Koordination bei Patienten mit komplexen Erkrankungen wird nicht selten die Behandlungsintention des niedergelassenen Kollegen von Seiten der stationären Versorgung verfehlt. Aufgrund des Kommunikationsdefizites bei nicht übermittelten Untersuchungsbefunden werden Untersuchungen zum Beispiel oft nochmals durchgeführt und neue Befunde erstellt, statt dass auf noch verwertbare auswärtige Befunde gewartet wird. Ein häufiges Beispiel sind Laborbefunde, Röntgenuntersuchungen oder Ultraschalluntersuchungen. Aufgrund dieser persistierenden Grenze wird auf Hintergrundwissen eher verzichtet als mühevoll und zeitaufwändig nachgeforscht. Ein weiterer Nachteil ist die fehlende Institutionalisierung einer Vernetzung des Krankenhauses mit der poststationären Versorgung des Patienten mit negativen Auswirkungen auf oft divergierende Ansichten und Interessen bezüglich der Therapie eines Patienten. In der oft beschrittenen Handlungskette vom Hausarzt zum Facharzt und vom Facharzt in eine Klinik besteht das Problem von vermeidbaren Doppeluntersuchungen und Übertherapie, zeitlichen Verzögerungen, sowie mangelndem Vertrauen seitens des Patienten und verschiedenen Intentionen der beteiligten Ärzte. In diesem Zusammenhang existiert auch der Begriff der «doppelten Facharztschiene» d.h. auf jeden Facharzt in der Klinik kommt ein

---

[7] Vgl. *Deutsches Ärzteblatt* (2014). 111(38): A-1545 / B-1333 / C-1265

niedergelassener in der Praxis. Auch aus diesem Grunde ist die Überwindung der Sektorengrenze erstrebenswert.

Im internationalen Vergleich werden in Deutschland weiterhin sehr viele grundsätzlich ambulant mögliche Behandlungen stationär erbracht, zum Beispiel leichte chirurgische Eingriffe wie zum Beispiel die Reparatur einer inguinalen Hernie, bei welcher das Krankenhaus mehr Geld erhält als wenn es ambulant durchgeführt würde.

Aus diesen Gründen plädiert der ständige Rat zur Begutachtung der Entwicklung im Gesundheitswesen in seinem Gutachten «bedarfsgerechte Steuerung der Gesundheitsversorgung» von 2018 für eine stärkere Öffnung für Verträge zwischen Ärzten und Kliniken und Krankenkassen zu integrierten Versorgungsmodellen.[8] Die verschiedenen Vergütungssysteme in der Praxis und in den Krankenhäusern sollen mithilfe solcher Verträge partiell durch Pauschalen und Budgets ersetzt werden, welche sich an definierten Versorgungszielen, sowie am eigentlichen Behandlungsbedarf festmachen. Einen Schritt weiter gehen Forderungen der Deutschen Gesellschaft für integrierte Versorgung im Gesundheitswesen (DGIV) nach einer grundlegenden Reform, d.h. einheitlichen Honoraren für die ambulante Therapie, ganz gleich ob sie in der Klinik oder Praxis erbracht wird.[9] Um Überschneidungen, Doppelspurigkeiten und Überversorgung zu vermeiden, sollen auch die ambulante Versorgung vom jeweiligen Bundesland analog der Krankenhausplanung gesteuert werden.

Traditionell besteht in Deutschland eine Abschottung zwischen dem ambulanten und stationären System mit einer gläsernen Mauer dazwischen. Durch geeignete Lösungen aus beiden Sektoren ohne Bevorzugung des stationären Sektors sollte das gedankliche Bild «Klinik = stationär» und «Vertragsarzt/Versorgungszentrum = ambulant» eliminiert werden.

Hierbei sollte die Überwindung der Sektorengrenze möglichst symmetrisch erfolgen, d.h. sowohl die Krankenhäuser sollten Zugang zur ambulanten Versorgung erhalten, als auch sollten die Stakeholder des ambulanten Bereichs Zugang zum stationären Sektor bekommen. Bisher wurde hier jedoch relativ einseitig auf die Krankenhäuser fokussiert.[10] Die Planung einer sektorübergreifenden Versorgung sollte regional aufgrund einer Ermittlung des aktuellen Bedarfs und Berücksichtigung zu erwartender demographischer Veränderungen und dem medizinischen Fortschritt erfolgen. Ein zu schaffendes Sektorübergreifendes Vergütungssystem, bei welchem die Devise «gleicher Preis für gleiche Leistung» gilt, ist erstrebenswert. Fehlanreize, zum Beispiel für eine bessere Vergütung

---

[8] Vgl. *Sachverständigenrat zur Begutachtung der Entwicklung im Gesundheitswesen*, Gutachten (2018), S. 45ff
[9] Vgl. *Deutsches Ärzteblatt (2019), o.S.*
[10] Vgl. *Zentralinstitut für die Kassenärztliche Versorgung in Deutschland*, Gutachten (2017), S. 6

im Falle einer Hospitalisation sollten eliminiert werden.[11] Diese Planung sollte durch dedizierte regionale Geschäftsstellen und unter Berücksichtigung der beteiligten Stakeholder (inklusive einer Patientenvertretung) erfolgen.[12] Die Qualitätssicherung sollte ebenfalls Sektor-übergreifend sein. Zwecks Erhöhung von Effektivität und Effizienz in einem zunehmend komplexen System sollte die Hausarzt-zentrierte Versorgung ausgeweitet werden und von den Krankenversicherungen mit jeweils einem günstigen Versicherungsmodell bedacht werden. Wie bereits erwähnt, ist eine Sektor-übergreifende elektronische Patientenakte eine wichtige Grundvoraussetzung hierfür und sollte als Chance im Rahmen der Digitalisierung schnellstmöglich umgesetzt und benutzt werden.

2.3 Bisherige und potentielle zukünftige Massnahmen zur Überwindung der Sektorengrenzen

Sowohl zur Qualitätsverbesserung als auch für Einsparungen und Kostenkontrolle ist aufgrund der in Kapitel 2.2. ausgeführten Limitationen eine Verschmelzung der beiden Sektoren im Sinne einer integrierten Versorgung anzustreben. Aus guten Gründen sieht dies § 140a des SGB V und das GKV Versorgungsstärkungsgesetz von 2015 vor. Eine effiziente und hochstehende medizinische Versorgung kann künftig nur durch innovative Formen der Zusammenarbeit gewährleistet werden.

Mit *selektiven Verträgen*, welche zwischen einzelnen Krankenkassen und den Leistungserbringern vereinbart werden, soll die Regelversorgung stetig verbessert werden und zu einer sektorenübergreifenden und interdisziplinär fachübergreifenden Kooperation der Beteiligten Leistungserbringer gelangt werden. Das Ziel ist eine in wettbewerblichen Umfeld stattfindende patientenspezifische Versorgung und Pflege, unter der Betrachtung knapper Ressourcen und Qualitätsstandards.

Die *ambulante spezialärztliche Versorgung (ASV)*, welche seit 2011 nach § 116b SGB V eine neue Möglichkeit der sektorenübergreifenden Versorgung darstellt, verfügt prinzipiell über ein grosses Potenzial bei einer Kooperation mit Krankenhäusern im Gebiet der stationsersetzenden Versorgung.[13]

Mittels *Konsiliararzt-Verträgen zwischen niedergelassenen Ärzten und Kliniken* gelingt eine gewisse Verzahnung von ambulantem und stationärem Sektor.[14] Der Patient profitiert von der verbesserten Kommunikation zwischen Klinikärzten und niedergelassenen

---

[11] Vgl. *Sachverständigenrat zur Begutachtung der Entwicklung im Gesundheitswesen.* Gutachten (2018), S. 525ff
[12] Vgl. *Sachverständigenrat zur Begutachtung der Entwicklung im Gesundheitswesen.* Gutachten (2018), S. 524
[13] Vgl. *Deutsche Gesellschaft für integrierte Versorgung im Gesundheitswesen*, Positionspapier (2019), S. 3
[14] Vgl. *Deutsches Ärzteblatt (2001), o.S.*

Ärzten, oder wird wie im Fall des Konsiliar-/oder Belegarztes sogar von ein- und demselben Arzt behandelt. Dies spart Kosten, erhöht die Effizienz und schafft eine hochqualitative medizinische Versorgung mit maximalem Vertrauen für den Patienten. Die Behandlungsintention, welche vor dem stationären Aufenthalt gemeinsam formuliert wurde, kann so sichergestellt werden. Die Anzahl der *Belegärzte* ist in den letzten 15 Jahren kontinuierlich gesunken, da die Rahmenbedingungen unattraktiver wurden und sich die Möglichkeit entwickelt hat, als Honorararzt zu arbeiten.[15] Besonders in ländlichen Gebieten sollte aber das Belegarztwesen weiter verfolgt werden, insbesondere im Bereich der Hals Nasen Ohren Heilkunde, der Urologie oder auch der Geburtshilfe, um eine Wohnortnahe Betreuung der Patienten sicherzustellen. Hierfür sind einfache und attraktivere Erlösbedingungen notwendig wie zum Beispiel die Aufnahme von Belegbetten in den Landeskrankenhausplan oder die Möglichkeit, wahlärztliche Leistungen auch Belegärzten zu ermöglichen.[16]

Die Anbindung an eine grosse Klinik wertet die Tätigkeit des Praxisarztes auf. Für die Klinik wird eine effektive Nutzung der Ressourcen mit Steigerung der Fallzahlen und Vermeidung von unnötigen Untersuchungen möglich. Die Patienten fühlen sich optimal betreut und tragen zum positiven Image der Klinik bei. Infolge der nahtlosen poststationären Versorgung durch den Konsiliararzt können Liegezeiten verkürzt und ambulante Eingriffe verstärkt und vereinfacht angeboten werden. Die Verbesserung der Kommunikation zwischen beiden Sektoren führt zu einer hohen Qualität und institutionalisierten Qualitätskontrolle. Eine effektive Kostenkontrolle ist jedoch nicht immer garantiert; so besteht oft auch ein Nebeneinander von gleichartigen ambulanten Versorgungsformen welches durch verschiedene Träger in verschiedenen Rechtsformen erbracht wird. Es soll hier weniger eine Konkurrenzierung von gleichartigen Angeboten, als eine sinnvolle Ergänzung entstehen.

Insbesondere im Bereich der notfallmässigen Konsultationen besteht ein monetär begünstigter Anreiz von unnötig vielen Transporten in die Klinik mittels Rettungswagen oder oft sogar per Helikopter mit daraus folgenden medizinisch nicht zwingend notwendigen Hospitalisationen, welche wiederum sehr kostenintensiv sind. Der Sachverständigenrat regt hierzu eine bundeseinheitliche Telefonnummer zu einer sog. *integrierten Leitstelle (ILS)* an.[17] Hierdurch könnte die bisherige dreigeteilte Versorgung aus Kassenärztlicher Bereitschaft durch die niedergelassenen Ärzte, Rettungsdienst und die Selbsteinweisung in Notaufnahmen vereinfacht werden. Im Rahmen einer möglichst bedarfsgerechten und kosteneffizienten Steuerung der Patientenwege kann so bereits am

---

[15] Vgl. *Zentralinstitut für die Kassenärztliche Versorgung in Deutschland,* Gutachten (2017), S. 38
[16] Vgl. *Zentralinstitut für die Kassenärztliche Versorgung in Deutschland,* Gutachten (2017), S. 54
[17] Vgl. *Sachverständigenrat zur Begutachtung der Entwicklung im Gesundheitswesen.* Gutachten (2018), S. 767

Telefon triagiert werden und der beste Pfad für den Patienten beschritten werden: je nach Beschwerden kann es dann durchaus notwendig sein, dass ein Rettungswagen den Patienten in die geeignete Notaufnahme bringt, jedoch wird es auch oft ausreichen, dass der jeweilige Bereitschaftsarzt den Patienten zu Hause besucht. In sog. *integrierten Notfallzentren (INZ) oder Walk-in-Praxen* können Patienten mit oder ohne Vermittlung durch eine ILS kliniknah und zeitnah von Ärzten gesehen und behandelt werden. Die Chancen der Digitalisierung müssen hierzu endlich genutzt werden und eine Sektor-übergreifende Krankenakte schnellstmöglich etabliert werden. Die Verfügbarkeit der Daten, sowie der Vergleich zu ökonomischen, medizinischen und Forschungszwecken sollte durch ein solches System gewährleistet sein.

Eine weitere zukunftsweisende Möglichkeit sind neben der belegärztlichen Tätigkeit die Gründung von so genannten *Praxiskliniken*, welche zu einer Substitution von stationären Aufenthalten beitragen können. Eine Vernetzung von *medizinischen Versorgungszentren* mit Praxiskliniken, welche kurzstationäre Behandlungen durch mehrere Vertragsärzte anbieten können, kann in strukturschwachen Regionen und bei Restrukturierungs-Massnahmen innerhalb von Klinikverbünden, wie z.B. der aktuell in Umsetzung befindlichen «Agenda 2030» des Ortenau-Klinikums bisherige Krankenhäuser der Allgemeinversorgung ersetzen.[18]

Portalpraxen, welche ausgedehnte Öffnungszeiten haben, können die Notfallversorgung durch die Notaufnahmen ebenfalls entlasten. Im Krankenhaus-Strukturgesetz, welches seit 2016 gilt, soll auch die Notfallversorgung integrativen Charakter bekommen, in dem der Krankenhaussektor in die ambulante Notfallversorgung, welche bisher Domäne der kassenärztlichen Vereinigungen war, einbezogen werden soll. In § 75, Absatz 1b des SGB V werden hierzu zwei Optionen formuliert: *Notfallpraxen in den Krankenhäusern* oder in der Nähe der Krankenhäuser oder *Notfallambulanzen* in den Krankenhäusern, welche unmittelbar in den kassenärztlichen Notdienst eingebunden werden. Der Grund für diese dringend notwendige Neuregelung ist ein jährlicher Anstieg von 4-8 % von sich vor allem selbst einweisenden Patienten in den Notaufnahmen, wovon nach Schätzungen ca. knapp die Hälfte mittels eines kostengünstigeren niedergelassenen Notdienstes hätten behandelt werden können.[19]

Im Rahmen von *Innovationsfonds, Strukturfonds*, sowie aus dem *Gesundheitsfonds* unter Beteiligung der privaten Krankenversicherung, Bundesmitteln und Ländermitteln können eine Reihe von neuen Versorgungsformen gefördert werden:

---

[18] Vgl. *Ortenau Klinikum* (2020).o.S.
[19] Vgl. *Deutsches Ärzteblatt (2016), o.S.*

Regionale Gesundheitszentren mit Vermischung von Hausarzt- und Facharztpraxen, bettenführende Praxen, sog. Praxiskliniken und Portalpraxen. Wie in der schweizerischen Krankenhauslandschaft vor allem in der Privatwirtschaft üblich, sind auch Belegabteilungen, oder auch die Umwandlung von Abteilungen in Belegabteilungen im Rahmen von Restrukturierungsprozessen sinnvoll. Bei einer optimierten Patientenzentrierung sollte der Hausarzt des Patienten als «Gatekeeper» fungieren und so die Überwindung der Sektorengrenzen mit optimalem Prozess-Kontinuum im Sinne des Patienten gewährleisten. Auch wegen der Unterversorgung in strukturschwachen ländlichen Regionen ist eine konzertierte Aktion mittels integrierter Versorgung durch beide Sektoren nicht nur notwendig und sinnvoll, sondern auch für die involvierten Ärzte fachlich spannend, motivierend und gewinnbringend!

3 Die Vertragsärztliche Versorgung in Deutschland

3.1 Einführung

Der früher als «Kassenarzt» bezeichnete Vertragsarzt ist für die ambulante Behandlung von gesetzlich krankenversicherten Patienten zugelassen. Durch die vertragsärztliche Tätigkeit sollen sowohl eine flächendeckende, bedarfsgerechte, qualitätsgesicherte, wirtschaftliche, als auch wohnortnahe Versorgung der Bevölkerung sichergestellt werden. Gemäss der Zulassungsverordnung für Ärzte (Ärzte-ZV) vom 28.5.1957 erfolgt die Zulassung als Vertragsarzt durch den sog. *Zulassungsausschuss*, welcher aus je drei Vertretern der Ärzte und der Krankenkassen besteht und ist an einen bestimmten *Vertragsarztsitz* gebunden. Voraussetzungen für eine Zulassung sind die ärztliche Approbation, eine verfügbare Stelle im Bedarfsplan, sowie die Eintragung in das *Arztregister* der entsprechenden kassenärztlichen Vereinigung (KV).

Die Bedarfsplanungs-Richtlinie von 2019 des gemeinsamen Bundesausschusses[20] ist in vier Versorgungsebenen, die hausärztliche Versorgung, die allgemeine fachärztliche Versorgung, die spezialisierte fachärztliche Versorgung, sowie die gesonderte fachärztliche Versorgung gegliedert. Die darin festgelegten Verhältniszahlen Legen das Verhältnis des jeweiligen Facharztes zur Einwohnerzahl fest.

Durch die kassenärztliche Bundesvereinigung (KBV), sowie den Spitzenverband der gesetzlichen Krankenkassen wird auf der Grundlage des Sozialgesetzbuchs V, § 82, Abs. 1, der sog. Bundesmantelvertrag (BMV-Ä) ausgehandelt und so die vertragsärztliche Versorgung in Deutschland geregelt. Die neueste Fassung ist vom 23. März 2020 und seit dem 1.4.2020 in Kraft.[21]

3.2 Die Rechte der zugelassenen Vertragsärzte

Mit der Zulassung ist der jeweilige Vertragsarzt *berechtigt*, an der ambulanten Versorgung der gesetzlich krankenversicherten Patienten teilzuhaben. Er darf somit diese Patientengruppe zulasten der jeweiligen Krankenkasse behandeln.

Als Mitglied der jeweiligen kassenärztlichen Vereinigung (KV) besitzt er das *Wahlrecht* in deren Gremien, zum Beispiel in der Vertreterversammlung. Die KV, welche durch die Vertragsärzte mittels einer Verwaltungskosten-Umlage kostendeckend finanziert wird, vertritt seine Interessen gegenüber den gesetzlichen Krankenkassen, handelt die Honorare aus und rechnet mit den Kostenträgern ab. In Deutschland gibt es pro Bundesland eine KV, mit Ausnahme Nordrhein-Westfalens (KV Nordrhein und KV Westfalen-Lippe),

---

[20] Vgl. *Gemeinsamer Bundesausschuss* (2020).o.S.
[21] Vgl. *Kassenärztliche Bundesvereinigung* (2020).o.S.

d.h. insgesamt 17 kassenärztliche Vereinigungen, welche als Körperschaften des öffentlichen Rechts fungieren.

Als Vertragsarzt, welcher kassenärztliche Patienten behandelt, hat er einen *Honoraranspruch* an die für ihn zuständige KV, d.h. das *Recht, sich an der Verteilung der Gesamtvergütung zu beteiligen*, welche von den gesetzlichen Krankenkassen an die KVen gezahlt wird.

Im Falle einer Unterversorgung oder um Patienten in Rehabilitationskliniken zu betreuen, können die Zulassungsausschüsse der KVen auch weitere, oft in Krankenhäusern angestellte Ärzte *ermächtigen*, an der vertragsärztlichen Versorgung teilzunehmen (Ärzte-ZV, Abschnitt VIII, § 31)

Das *Delegationsrecht* besagt, dass der Vertragsarzt medizinisches Personal anweisen darf, Hilfs- und Assistenztätigkeiten für ihn durchzuführen, sofern es sich nicht um den Kernbereich einer ärztlichen Leistung handelt.

3.3 Die Pflichten der zugelassenen Vertragsärzte

3.3.1 Niederlassung

Der Praxissitz, für welchen die Zulassung erfolgt ist, entspricht der Niederlassung des Vertragsarztes und ist die Betriebsstätte oder Hauptbetriebsstätte im Falle der Existenz von weiteren Betriebsstätten. Hier ist er verpflichtet seine Sprechstunden abzuhalten. Gemäss § 37 und 37a des BMV-Ä ist die Verwendung eines so genannten *Vertragsarztstempels* Pflicht. Die ihm on der KV zugewiesene *Betriebsstätten-Nummer* ist obligatorisch, die Arztnummer freiwillig darauf anzugeben. Nach dem 2012 in Kraft getretenen Versorgungsstrukturgesetz gibt es u.a. die Möglichkeit, an zwei Vertragsarztsitzen tätig zu sein oder einen Arzt anzustellen. Dies muss er beim Zulassungsauschuss beantragen.[22] Vertragsärzte sind seither mit Ärzten von medizinischen Versorgungszentren (MVZ) gesetzlich gleichgestellt.

3.3.2 Behandlung von GKV-Patienten

Mit der Zulassung erhält der Vertragsarzt nicht nur das Recht, Patienten zulasten der gesetzlichen Krankenversicherung zu behandeln, sondern es besteht auch die *Pflicht* zur Behandlung von gesetzlich versicherten Patienten. Eine Ablehnung von Behandlungen ist nur in begründeten Ausnahmefällen möglich. Im Rahmen der Behandlungen hat er die Allgemeinen gesetzlichen Vorschriften, sowie die Bundesmantelverträge und die Richtlinien des gemeinsamen Bundesausschuss es zu beachten.

---

[22] Vgl. Vgl. *Deutsches Ärzteblatt (2012), o.S.*

Genauer Inhalt und Umfang der vertragsärztlichen Versorgung sind im zweiten Abschnitt, § 2 des BMV-Ä geregelt. Hierzu gehören unter anderem: *Ärztliche Behandlung, Betreuung bei Schwangerschaft, Früherkennung von Krankheiten, Beurteilung von Arbeitsunfähigkeit* (beispielsweise aufgrund COVID-19 am 23. März 2020 aktualisiert mit der Möglichkeit der Ausstellung einer Arbeitsunfähigkeitsbescheinigung aufgrund einer telefonischen Anamnese),[23] *Verordnung von häuslicher Krankenpflege, Rehabilitationsleistungen und sonstigen Therapien.* Nicht in vertragsärztlichen Leistungen inbegriffen sind unter anderem: Behandlung von Zahnerkrankungen, welche durch Zahnärzte erfolgen sollen, Einstellungs-, Eignungs- und Tauglichkeitsuntersuchungen, sowie Leistungen, welche unter die Trägerschaft der Unfall- und Rentenversicherung fallen. Des Weiteren ausgeschlossen sind die Behandlung von Häftlingen in Justizvollzugsanstalten, und weitere mehr (§ 3, Zweiter Abschnitt des BMV-Ä). § 57 des BMV-Ä regelt die *Dokumentationspflicht* von Behandlungsmassnahmen in geeigneter Weise. Die Aufzeichnungen müssen mindestens zehn Jahre nach Abschluss der Behandlung *archiviert* werden. Gemäss § 57a sind die Diagnosen gemäss dem vom Deutschen Institut für medizinische Dokumentation und Information (DIMDI) ausgegebenen Verschlüsselungswerks des ICD-10-GM verschlüsselt zu übermitteln. Bei Anhaltspunkten für so genannte drittverursachte Gesundheitsschäden, z.B. Berufskrankheiten, Misshandlungen, sexuellen Missbrauch u.a. besteht eine *Mitteilungspflicht* an die Krankenkassen (§ 58 BMV-Ä).

Bei Verstössen gegen vertragsärztliche Pflichten soll gemäss § 60 des BMV-Ä und der Disziplinarordnungen der KVen (§ 81, Abs. 5, SGB V) ein *Disziplinarverfahren* durchgeführt werden und die Krankenkassen über das Ergebnis informiert werden.

Eine weitere Pflicht besteht gemäss § 62 Des BMV-Ä in der *Zusammenarbeit mit dem medizinischen Dienst der Krankenversicherung* (MDK), d.h. die vom MDK angeforderten Daten müssen zeitnah übermittelt werden. Aus dieser Pflicht resultiert gegenteilig jedoch auch das Recht des Vertragsarztes bei Meinungsverschiedenheiten mit dem MDK ein *Zweitgutachten* beantragen zu können.

3.3.3 Persönliche Leistungserbringung

Gemäss Absatz 1 § 15 des BMV-Ä müssen grundsätzlich alle ärztlichen Leistungen *persönlich* am Patienten erbracht werden, d.h. die vertragsärztliche Tätigkeit muss persönlich ausgeübt werden. Ausnahmen sind zeitlich begrenzte Vertretungen im Falle von Urlaub, Krankheit oder wegen des Besuchs von Fortbildungen. Bereits im zweiten Satz des Abs. 1 wird die persönliche Leistungserbringung allerdings deutlich relativiert: Als persönliche Leistungen gelten auch jene von genehmigten Assistenten und Angestellten

---

[23] Vgl. *GKV-Spitzenverband* (o.J.)

Ärzten, Fachärzten einer anderen Fachrichtung, welche angestellt sind, sowie Hilfsleistungen nichtärztlicher Mitarbeiter. Die *persönliche Leistungserbringung* verliert mit diesen Ausnahmen zu einem gewissen Anteil somit ihre ursprüngliche Bedeutung.

In § 15a ist die Tätigkeit des Vertragsarztes an Nebenbetriebsstätten definiert. Eine solche ist zulässig wenn sie gemäss § 24 der Ärzte-ZV genehmigt ist oder hierfür keine Genehmigung erforderlich ist.

Im Rahmen seines Versorgungsauftrags muss die *Erreichbarkeit des Vertragsarztes* grundsätzlich gegeben sein. Dies schreibt die so genannte *Präsenzpflicht* an der Betriebsstätte oder Nebenbetriebsstätte vor. Es ist ein *Mindestpensum* von 25 Stunden wöchentlich (sog. voller Versorgungsauftrag) in Form von Sprechstunden an allen zugelassenen Tätigkeitsorten vorgeschrieben. Dieses Pensum kann jedoch zwischen zwei Ärzten hälftig aufgeteilt werden, zum Beispiel im Falle eines sinnvollen Jobsharing von Senior und Junior oder Jobsharing von zwei Ärztinnen in Teilzeit oder eines Ärztepaares.

3.3.4 Wirtschaftlichkeitsgebot

Die Leistungen des Vertragsarztes, welche er selber erbringt, oder welche von ihm verordnet werden, müssen sowohl *ausreichend, notwendig, zweckmässig als auch wirtschaftlich* sein. Dies gibt § 12 des SGB V vor. Dies muss eine *sachlich korrekte Abrechnung* gemäss § 45 BMV-Ä nachweisen können. Die Leistungen in den jeweiligen Gebieten sollen «lege artis», d.h. nach den Regeln der ärztlichen Kunst und anhand des zeitgemässen Entwicklungsstandes der Medizin im jeweiligen Fachgebiet erfolgen. Die ärztliche Berufsausübung unterliegt in ökonomischer Hinsicht somit dem *Minimalprinzip*, d.h. das gegebene Ziel einer individuellen Behandlung des Patienten lege artis soll mit einem möglichst geringen Aufwand erreicht werden.

Der vor allem in der Schweiz gebräuchliche Terminus der «Überarztung», beschreibt eine unangemessene Leistungsausweitung oder eine Abrechnung von Leistungen über das Mass des Notwendigen beim einzelnen Patienten und darf nicht stattfinden. Bei Nichtbeachtung des *Wirtschaftlichkeitsgebotes* kann der Vertragsarzt zur Haftung gezogen werden.

Die so genannte *Wirtschaftlichkeitsprüfung* gemäss § 106 SGB V umfasst sowohl die ärztliche Verordnungsweise von Arznei- und Heilmitteln, als auch die ärztliche Behandlungsweise.[24] In Baden-Württemberg (BW) werden diese durch die «gemeinsamen Prüfungseinrichtungen Baden-Württemberg», welche von verschiedenen Krankenkassen, u.a. der AOK, sowie der KV BW getragen sind, durchgeführt. Wirtschaftlichkeitsprüfungen bei Arznei-, Verband- oder Heilmitteln erfolgen bei Überschreitung des sog. «Richtgrössenvolumens» oder «Richtwertvolumens», in Einzelfällen oder aufgrund von

---

[24] Vgl. Gemeinsame Prüfungseinrichtungen Baden-Württemberg (o.J.)

zufälligen Stichproben. Mit der Prüfung der Behandlungsweise, welche gemäss Auftrag der Krankenkassen oder der KV BW erfolgt, können einzelne Praxen überprüft werden. Nach Information der betroffenen Praxis über die bevorstehende Prüfung erfolgt meist eine statistische *Vergleichsprüfung* mit Vergleich des Leistungsspektrums der Prüfpraxis mit derjenigen der Fachgruppe unter Adjustierung der in dieser Praxis behandelten Altersgruppen. Je nach Ergebnis der Prüfung sind dann entweder keine Massnahmen, Beratungsmassnahmen oder Honorarkürzungen notwendig. Es kommen grundsätzlich Einzelfallprüfungen, Zufälligkeitsprüfungen oder Prüfungen von Durchschnittswerten in Betracht.

Bei den *Zufälligkeitsprüfungen* werden pro Quartal 2% der Praxen jeder Fachgruppe nach dem Zufallsprinzip ausgelost und geprüft. Die zu überprüfenden Sachverhalte sind hier die Gebührenordnungsposition, Berechnungsfähigkeit, Arbeitsunfähigkeiten und Krankenhauseinweisungen, sowie veranlasste Leistungen vor allem bei aufwändigen Leistungen mit technischen Grossgeräten. Bei Verdacht auf Unwirtschaftlichkeit wird nach der Stellungnahme des Vertragsarztes ein Bescheid erstellt, welcher entweder keine Massnahmen, Beratungsmassnahmen oder einen Regress übermittelt.

Bei der *Durchschnittswerteprüfung* wird ein Quartal mit dem entsprechenden der Prüfgruppe, d.h. Praxen aus derselben Fachgruppe verglichen. Bei Überschreitung von bis zu 40 % des so genannten «Durchschnittswertevolumens» ist, sofern es sich um neu zugelassene Ärzte handelt, einmalig eine freiwillige Beratung empfohlen. Bei Überschreitung von mehr als 40 % wird in der Regel ein Regress in Höhe der Überschreitung oder eine Beratung vor dem Regress durchgeführt, sofern die Überschreitung erstmals dokumentiert wurde.

3.3.5 Regelmässige Fortbildung und Qualitätssicherung

Es besteht die Pflicht zur Teilnahme an *Qualitätssicherungsmassnahmen und Fortbildungen*. Für bestimmte angebotene Leistungen ist eine besondere Genehmigung der jeweiligen KV notwendig. Die Qualitätssicherung in der vertragsärztlichen Versorgung ist im BMV-Ä im fünften Abschnitt in § 11, sowie den Qualitätssicherungsrichtlinien der der KBV in ihrer neuesten Fassung vom 1.1.2020 festgelegt. [25] Mit Einhaltung der Qualitätssicherung soll gewährleistet werden, dass der Arbeitsprozess selbst sowie die Arbeitsergebnisse qualitativ hochwertig sind und bleiben, sowie in einem iterativen Sinn stetig weiter verbessert werden können. Auf Basis des § 75 Abs. 7 des

---

[25] Vgl. *Kassenärztliche Bundesvereinigung* (2020). o.S.

Sozialgesetzbuches V ist die KBV für die Richtlinien zur Qualitätssicherung zuständig. Es soll ein jährlicher Qualitätssicherungsbericht von ihr publiziert werden.

Als sog. *strukturelle Voraussetzungen*, damit eine Qualitätssicherung überhaupt möglich ist, soll jede KV eine/n *Qualitätssicherungsbeauftragte/n*, verschiedene *Qualitätssicherungskommissionen* sowie eine *Geschäftsstelle Qualitätssicherung* aufweisen. Der Qualitätssicherungsbeauftragte wird durch die KV berufen und ist beratend tätig. Für verschiedene Bereiche, wie zum Beispiel Labormedizin oder Ultraschalldiagnostik in der Medizin kann der Vorstand der KV Qualitätssicherungskommissionen einrichten; diese sollen sich aus mindestens drei Fachärzten im jeweiligen Gebiet zusammensetzen. Für die Geschäftsführung dieser Kommissionen ist die «Geschäftsstelle Qualitätssicherung» zuständig. Diese plant, koordiniert und überprüft qualitätssichernde Massnahmen.

Zu den verschiedenen Verfahren zur Qualitätssicherung gehören konkret *Qualitätszirkel, Ringversuche, Stichproben und Kolloquien.*

Die *Qualitätszirkel* sind ein Standardverfahren. In ihnen soll das tägliche Handeln kritisch reflektiert und zur Disposition gestellt werden und im Sinne eines iterativen Vorgehens eine kontinuierliche Verbesserung der Qualität angestrebt werden. Mit den methodischen Instrumenten Reflexion, Erfahrungsaustausch, systematische Analyse, Bewertungen nach Qualitätskriterien, Vergleiche mit evidenzbasierten Leitlinien inklusive der Begründung von Abweichungen sollen bisherige Leitlinien anhand der ambulanten Praxis verbessert, sowie konkrete Handlungsempfehlungen für die Praxis erfolgen. Neben dem Hauptinstrument des Qualitätszirkels bestehen vor allem im Bereich der Labormedizin so genannte *Ringversuche*, welche quartalsweise durchgeführt werden müssen durch die DIN EN ISO/IEC 17025 geregelt sind. Diese dienen dazu, die Leistungsfähigkeit und diagnostische Genauigkeit eines Labors zu überprüfen. Hierzu wird eine identische Probe an mehrere Labore verschickt, welche diese unter standardisierten Bedingungen analysiert. Die Testergebnisse werden dokumentiert und statistisch ausgewertet um die diagnostische Genauigkeit der Labore zu bewerten.

Unter *Stichproben*, d.h. Qualitätsprüfungen in Einzelfällen fallen vor allem Leistungen mit speziellen Anforderungen (§ 135 Abs. 2 SGB V). Hierbei werden Indikationen, Untersuchungsergebnisse, sowie Befunddokumentationen überprüft. Überprüfungen dieser Art müssen dem betreffenden Arzt mitgeteilt werden und dieser muss sein Einverständnis hierzu geben; er kann eine Überprüfung auch selbst beantragen. Bei Mängeln sind diese innerhalb einer gewissen Frist zu beheben.

Mit Hilfe von *Kolloquien*, welche von der Geschäftsstelle Qualitätssicherung koordiniert, von den prüfenden Mitgliedern der Qualitätssicherungskommission mit maximal vier antragstellenden Ärzten gleichzeitig durchgeführt werden und pro Arzt mindestens 30 Minuten betragen müssen, sollen Anträge auf Durchführung und Abrechnung von vertragsärztlichen Leistungen mit sog. «Qualifikationsvorbehalt» überprüft werden. Die Fragen der Prüfer der Qualitätssicherungskommission richten sich nach dem Gebiet, für welches das Kolloquium beantragt wurde. In der Anlage «Bewertungsschema Ultraschalldiagnostik» der Qualitätssicherungsrichtlinien der KBV (s.12ff) finden sich beispielsweise der Bewertungsschlüssel für Einzelbewertungen, sowie eine Gesamtbewertung.

Literaturverzeichnis

Bundesministerium für Justiz und Verbraucherschutz (o.J.). Abgerufen am 19.4.2020 von https://www.gesetze-im-internet.de/khg/__17b.html

Deutsches Ärzteblatt (2014). Ambulant vor Stationär: Wie groß ist das Potenzial? Abgerufen am 23.4.2020 von https://www.aerzteblatt.de/treffer?mode=s&wo=&typ=32&aid=162781&autor=St%FCwe%2C+Heinz

Deutsches Ärzteblatt (2019). Ruf nach einheitlicher Finanzierung für ambulante und stationäre Versorgung. Abgerufen am 20.4.2020 von https://www.aerzteblatt.de/nachrichten/104403/Ruf-nach-einheitlicher-Finanzierung-fuer-ambulante-und-stationaere-Versorgung

Deutsches Ärzteblatt (2001). Verzahnung ambulant/stationär: Konsiliararztmodell bietet Vorteile. Abgerufen am 23.4.2020 von https://www.aerzteblatt.de/archiv/27579/Verzahnung-ambulant-stationaer-Konsiliararztmodell-bietet-Vorteile

Deutsches Ärzteblatt (2016). Vermeidbare Notfallbehandlungen im Krankenhaus kosten fünf Milliarden Euro. Abgerufen am 23.4.2020 von https://www.aerzteblatt.de/nachrichten/69704/Vermeidbare-Notfallbehandlungen-im-Krankenhaus-kosten-fuenf-Milliarden-Euro

Deutsches Ärzteblatt (2012). Praxisführung: Der Kassenarzt als „Herr" zweier Vertragsarztsitze. Abgerufen am 23.4.2020 von https://www.aerzteblatt.de/archiv/131266/Praxisfuehrung-Der-Kassenarzt-als-Herr-zweier-Vertragsarztsitze

Deutsche Gesellschaft für integrierte Versorgung im Gesundheitswesen (2019) DGIV-Positionspapier 2019 zur sektorenübergreifenden Versorgung, S. 3

Deutsches Institut für medizinische Dokumentation und Information (o.J.) ICD-10-GM. Abgerufen am 23.4.2020 von https://www.dimdi.de/dynamic/de/klassifikationen/icd/icd-10-gm/

DRG research group (o.J.) Webgrouper. Abgerufen am 20.4.2020 von https://www.drg-research-group.de/index.php?option=com_webgrouper&Itemid=112&view=webgrouper

Gemeinsamer Bundesausschuss (2020). Bedarfsplanungs-Richtlinie. Abgerufen am 20.4.2020 von https://www.g-ba.de/richtlinien/4/

Gemeinsame Prüfungseinrichtungen Baden-Württemberg (o.J.). Prüfbereiche. Abgerufen am 20.4.2020 von (https://www.gpe-bw.de/pruefbereiche/)

GKV-Spitzenverband (o.J.) aG-DRG 2020. Abgerufen am 20.4.2020 von
https://www.gkv-spitzenverband.de/krankenversicherung/krankenhaeu-
ser/drg_system/g_drg_2020/drg_system_1.jsp

Institut für das Entgeltsystem im Krankenhaus (2020). Abgerufen am 20.4.2020 von
https://www.g-drg.de/

Kassenärztliche Bundesvereinigung (2020). Bundesmantelvertrag. Abgerufen am
20.4.2020 von https://www.kbv.de/html/bundesmantelvertrag.php

Ortenau Klinikum (2020). Agenda 2030. Abgerufen am 20.4.2020 von
https://agenda2030-ortenau-klinikum.de/aktuelles/aktueller-artikel/orthopaedie-
wechselt-von-gengenbach-nach-kehl-1/

Verein demokratischer Ärztinnen und Ärzte (2017). Das Fallpauschalensystem und die
Ökonomisierung der Krankenhäuser. Abgerufen am 20.4.2020 von
https://www.krankenhaus-statt-fabrik.de/53187

Sachverständigenrat zur Begutachtung der Entwicklung im Gesundheitswesen (2018).
Bedarfsgerechte Steuerung der Gesundheitsversorgung, Gutachten 2018, S. 45ff

Zentralinstitut für die Kassenärztliche Versorgung in Deutschland (2017). Gutachten
2017, S. 6

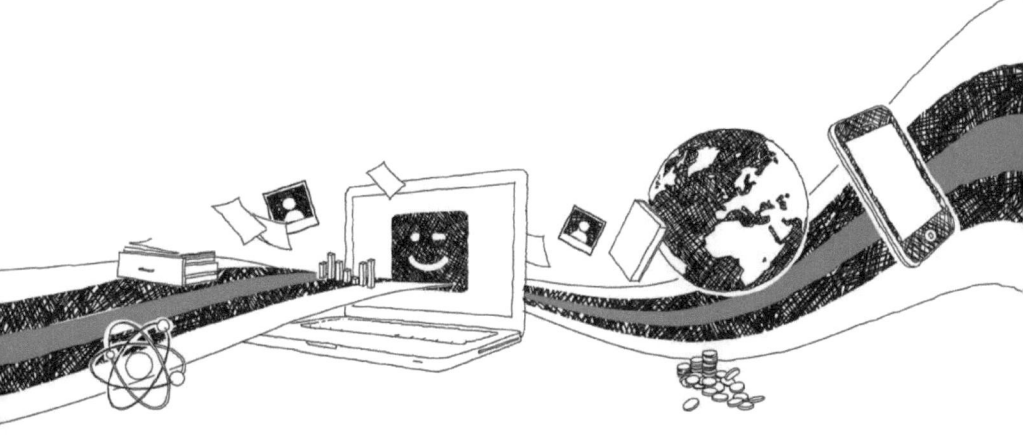
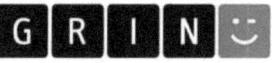